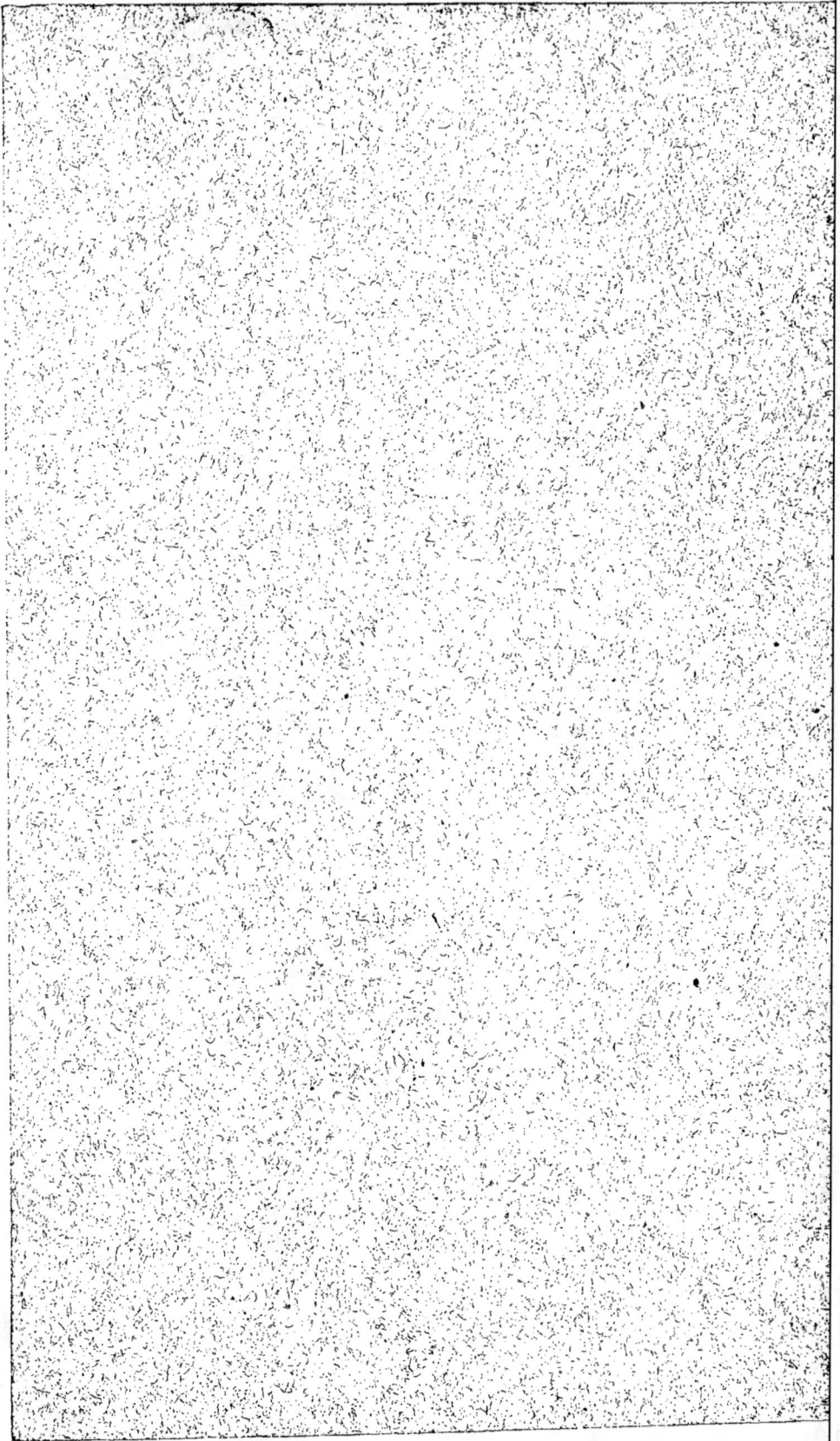

NOTICE HYGIÉNIQUE ET MÉDICALE

SUR

L'ATTIQUE

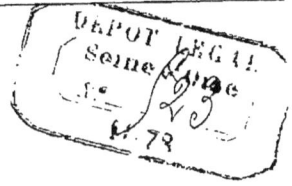

PUBLICATIONS DU *PROGRÈS MÉDICAL*

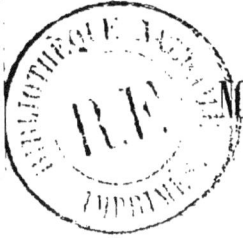

NOTICE HYGIÉNIQUE ET MÉDICALE

SUR

L'ATTIQUE

PAR

LE Dʳ F. VILLARD

Ancien interne des hôpitaux de Paris

PARIS

Aux bureaux du PROGRÈS MÉDICAL | V. A. DELAHAYE & Cᵉ, Libraires-Éditeurs
6, rue des Écoles, 6. | Place de l'École-de-Médecine.

1878

NOTICE HYGIÉNIQUE ET MÉDICALE

SUR

L'ATTIQUE

Nous avons eu la bonne fortune, il y a quelques années, de visiter Athènes et de séjourner pendant quelques semaines dans la province de l'Attique. Nous avons dit ailleurs les impressions que nous avons éprouvées en parcourant cette vieille terre classique, champ des plus riches moissons pour le savant et l'archéologue. Aujourd'hui, nous voulons essayer ici, en condensant les notes que nous avons prises, de faire une exposition succincte de l'hygiène des habitants de l'Attique et des maladies auxquelles ils sont exposés.

§ I. — L'Attique, située entre le 21° et le 22° de longitude est, et entre le 37°,5 et le 38°,5 de latitude nord, occupe la partie la plus orientale de la Grèce. Elle a une configuration très-irrégulièrement triangulaire, à bords découpés, et se trouve baignée par la Méditerranée dans les trois quarts environ de son pourtour. Elle communique avec le Péloponèse par l'isthme de Corinthe, au nord, elle se continue avec la Béotie qui la relie au continent L'Attique présente, comme le reste de la Grèce, un sol montagneux, accidenté ; le Parnès, l'Hymette et le Pentélique forment ses montagnes principales, mais aucune d'elles n'atteint une altitude considérable : la plus élevée, le Parnès a une hauteur de 1,400 mètres environ,

Ces montagnes présentent elles-mêmes de nombreuses ramifications qui s'étendent vers le sud, jusqu'au voisinage du cap Sunium, et divisent le sol en vallées étroites et tourmentées. On n'y rencontre pas de grandes plaines; la plus considérable, celle de Marathon, mesure environ dix kilomètres de long sur cinq de large. Elle a la forme d'un croissant dont la concavité est formée par le rivage de la baie de Marathon et la convexité par une série de monticules qui sont des émanations du Pentélique et du Parnès. Cette plaine est bordée au nord et au sud par deux marais : celui du sud, qui est le moins étendu, se dessèche souvent vers la fin de l'été; l'autre est beaucoup plus vaste et ne tarit jamais ; il donne naissance à un petit ruisseau qui divise la plaine en deux parties. Vers le sud de l'Attique, on trouve d'autres plaines beaucoup moins étendues que celle de Marathon ; l'une d'elles, celle d'Anavyso est très-marécageuse. La plaine d'Eleusis, si célèbre dans l'antiquité, forme un bassin clos de toutes parts par les monts Corydalle et Icare, la chaîne du Parnès et celle du Cithœron; elle est protégée contre les vents du sud par les montagnes de Salamine et arrosée par le Céphise. Terre classique de l'agriculture, cette plaine de Cérès, autrefois si fertile, toujours couverte de riches moissons, est aujourd'hui inculte et abandonnée ! L'Attique n'offre pas de lacs ; on n'y rencontre ni fleuves, ni rivières importantes et elle n'est arrosée que par de faibles cours d'eau, dont les principaux sont l'Illissus, le Céphise d'Eleusis et le Céphise d'Athènes.

D'une manière générale, le sol de l'Attique est stérile et inculte ; on y voit quelques bois de chêne, des massifs de pins et de mélèzes sur le flanc des coteaux ; de temps en temps, auprès des villes et des villages, on trouve quelques plantations de vigne, mais c'est là tout. Des roches nues et déchiquetées, des montagnes arides, des vallées desséchées, tel est en un mot l'aspect de la contrée.

L'Attique jouit d'un climat splendide; le ciel y est d'une pureté parfaite et l'air d'une transparence telle qu'on ne peut s'en faire une idée dans nos contrées brumeuses. On ne distingue, à proprement parler, que deux saisons, l'été et l'hiver : l'automne et le printemps sont à peine accentués.

L'hiver est peu rigoureux et dure environ trois mois ; il commence en janvier pour finir en mars. Durant cette saison, la température moyenne, prise au Pirée, est de 5° à 7 heures du matin et de 9° à midi.

Au commencement d'avril, la végétation est dans toute sa splendeur ; l'époque des grandes chaleurs commence en mai et dure jusqu'en novembre. Voici quelle est la température moyenne durant cette période :

Mai.....................	27° à 30°.
Juin .... ⎧	
Juillet................. ⎨	31° à 34° et jusqu'à 40°.
Août	30° à 32°.
Septembre............. ⎧	
Octobre .... ⎨	30°.
Novembre................	28°.

Les moissons se font en juin ; avec le mois de juillet commence une période de sécheresse extrême durant laquelle les plantes sont brûlées, les sources taries, les ruisseaux desséchés. Alors, aucun nuage n'apparaît à l'horizon ; mais on observe de brusques variations de température, causées par le vent de l'ouest ou zéphir, le véritable sirocco de l'Attique, qui est souvent très-violent vers la fin d'août et en septembre vers la fin des vendanges, et qui amène presque toujours à sa suite des pluies d'orage.

Les vents d'Est et du Sud-Est ne soufflent jamais pendant la belle saison ; ils sont humides et règnent en novembre, décembre et janvier ; ils sont le signal de pluies presque continuelles. Les vents froids et secs du Nord et du Nord-Est ne soufflent qu'en mars, et alors on observe quelquefois de la neige, mais rarement elle persiste à la surface du sol.

L'Attique, comme le reste de la Grèce, est un pays pauvre ; la plus grande partie du sol y est sans culture, d'abord faute de bras et de capitaux, et ensuite parce que le sol est stérile. La principale cause de cette stérilité réside dans le déboisement des montagnes : « C'est un axiome très-accrédité en Grèce, dit M. About, que nuire à l'Etat, c'est ne nuire à personne ; c'est en vertu de ce principe que les bergers incendient régulièrement les bois taillis, pour être sûrs que leurs troupeaux trouveront au printemps de jeunes pousses à brou-

ter...; ils semblent convaincus que l'arbre est une créature
malsaine : d'autres détruisent par désœuvrement, pour le
plaisir de détruire. » Il ne faut pas chercher ailleurs la raison
de l'aridité et aussi de l'insalubrité de l'Attique; le déboisement des montagnes, en effet, amène le tarissement des
sources et des ruisseaux, et laisse le sol livré sans abri aux
fureurs du vent du Nord, qui en emporte la terre végétale.
Le sol, néanmoins, est susceptible de produire en certaines
localités des céréales, le blé, le seigle, l'orge, le maïs, de la
vigne, des arbres à fruits. La récolte de l'olivier est une des
principales ressources des habitants de l'Attique, qui culti-
vent aussi avec succès l'oranger, le citronnier, le figuier et
l'amandier.

L'absence de pâturages explique l'absence du gros bétail ;
mais les chèvres et les brebis y abondent. Le gibier, lièvres,
perdrix, grives, cailles, etc., n'est pas rare ; on trouve du pois-
son au voisinage des côtes, et sur le mont Hymette on recueille
du miel qui ne paraît pas inférieur à celui dont l'antiquité
nous a transmis les excellentes qualités.

§ II. — La population de l'Attique est d'environ 120,000
habitants: sur ce chiffre, la race grecque proprement dite,
entre pour les deux tiers environ ; le reste est albanais, c'est-
à-dire slave. « La race grecque, a dit M. About, compose la
grande majorité de la nation. C'est une vérité qu'on a essayé
de mettre en doute. Suivant une certaine école paradoxale, il
n'y aurait plus de Grecs en Grèce : tout le peuple serait albanais, c'est-à-dire slave. Mais il suffit d'avoir des yeux pour
distinguer les Grecs, peuple fin et délicat, des grossiers Albanais..... » La race grecque ne paraît, en effet, avoir que fort
peu dégénéré ; la guerre de l'indépendance avait, il est vrai,
détruit une grande partie de la population ; mais, depuis que
le pays a reconquis sa liberté, il s'est repeuplé par le retour
de nombreuses familles grecques, volontairement exilées dans
le Levant. La plupart de ces dernières sont venues, les unes
de Smyrne, mais le plus grand nombre de Constantinople, où
elles habitaient un quartier spécial, connu sous le nom de
Phanar, d'où la qualification de Phanariotes qui leur a été

donnée. A Athènes, ils constituent aujourd'hui la partie de la population la plus instruite et la plus intelligente.

A côté des Phanariotes, se placent les Pallicares et les Insulaires : les premiers, les Pallicares, c'est-à-dire les braves, n'ont jamais abandonné le sol de la Grèce ; ce sont les vrais descendants des Hellènes ; confinés pendant longtemps dans les montagnes de la Thessalie et de l'Epire, ils ont conservé en partie les mœurs antiques et le costume national, bien qu'ils aient emprunté aux Turcs quelques-uns de leurs usages. Quant aux Insulaires, ils sont presque tous marins ou marchands : c'est parmi eux que l'on retrouve les types les plus parfaits de cette belle race grecque dont nous admirons la pureté, dans les chefs-d'œuvre de sculpture que nous a légués l'antiquité. On ne voit de belles Grecques, en effet, ni à Athènes, ni dans l'Attique, où le fond de la population est albanais : « elles ne se rencontrent, dit M. About, que dans certaines îles privilégiées, ou dans quelques replis des montagnes où les invasions n'ont jamais pénétré. Les hommes, au contraire, sont beaux et bien faits dans tout le royaume. Leur haute taille, leur corps svelte, leur visage maigre, leur nez long et arqué, et leurs grandes moustaches sans barbe, leur donnent un air martial. L'obésité est un mal inconnu chez eux. » — Les Albanais forment le reste de la population du pays : les uns sont nomades et conduisent des troupeaux ; le plus grand nombre est adonné à l'agriculture : ils constituent, suivant M. About, une race forte et patiente.

On a beaucoup parlé et de bien des façons différentes, du caractère des Grecs et de leur valeur morale. Nous ne saurions mieux faire que de rapporter à ce sujet les lignes suivantes : « On reproche aux Grecs, dit l'auteur du *Guide en Orient*, leur indiscipline, leur jalousie et leur égoïsme, leur vanité et leur vantardise, et surtout le peu de dignité de leur caractère..... Ces défauts, qui sont, d'ailleurs, ceux de toutes les races longtemps opprimées, se corrigeront de plus en plus, nous en avons la ferme conviction, à mesure que se répandra dans le peuple l'éducation pour laquelle la Grèce fait de si sérieux efforts, à mesure que la pratique de la liberté politique, qui a été si longtemps illusoire, relèvera le niveau moral de la nation. Nous avons mentionné l'aptitude des Grecs au commerce et à la marine, leur éloignement de l'agriculture et de l'industrie, l'incurie et le désordre de leur administration. Les Grecs sont un des peuples les plus intelligents de l'Europe ; ils aiment l'étude, ils sont d'une sobriété exemplaire, commandée d'ailleurs par le climat ; ils n'ont pas de passions violentes, et leurs mœurs sont chastes. Leurs qualités principales sont l'amour de la liberté, de l'égalité et le patriotisme..... Une grande idée vit toujours parmi eux, c'est la régénération de l'Orient par leur race et la conquête de Constantinople.» Nous n'ajouterons rien à ce tableau, dont nous avons constaté l'exactitude sur la plupart des points, sinon que partout où nous avons été en contact avec eux, à Athènes, à Constantinople, à Smyrne, nous avons trouvé les Grecs affables, prévenants, hospitaliers ; ils aiment beaucoup à entretenir les étrangers de leur pays et de leurs aspirations nationales : c'est là un des côtés les plus saillants de leur caractère, et certes on ne saurait le leur reprocher.

Ce qui frappe au premier abord lorsqu'on arrive en Grèce et que l'on considère les habitants, c'est l'originalité des costumes ; leur accoutrement est, en effet, des plus pittoresques et mérite d'être décrit. Nous ne parlons pas de celui des Phanariotes qui s'habillent à la française et vivent, du reste, comme les autres peuples de l'Europe. Quant aux Pallicares, leur toilette est bizarre ; elle se compose d'abord d'une chemise de percale, avec un grand col rabattu sans cravate et d'un caleçon en coton. Ils portent, serrée à petits plis, autour de la taille, une espèce de jupe très-ample qui descend jusqu'à mi-jambes et que l'on appelle fustanelle ; ils ont des guêtres agrafées jusqu'au genou et sont chaussés de babouches rouges. Pour garantir le tronc, ils revêtent un gilet et une veste à manches ouvertes et pendantes. Un bonnet rouge pour coiffure et une large ceinture en cuir où l'on voit suspendus le mouchoir, le sac à tabac et les armes complètent le costume qui est quelquefois d'une grande richesse et brodé d'or. En été, les Pallicares enroulent un mouchoir en guise de turban, autour de leur bonnet ; en hiver, ils s'enveloppent dans un manteau de laine blanche, ayant assez l'apparence de

la toison d'une brebis. Le vêtement des femmes varie à l'infini ;
à Athènes elles portent une jupe en soie ou en indienne, une
veste de velours ouverte par devant, et sont coiffées comme
les hommes, d'un bonnet rouge, autour duquel elles enroulent
coquettement une natte de leurs cheveux. Quant aux Albanaises,
leur costume est souvent très-élémentaire et composé simple-
ment d'une longue chemise en coton brodée sur ses bords ;
elles y ajoutent quelquefois un tablier et un paletot de laine
blanche ; leur coiffure consiste en une écharpe brodée en soie
de couleur.

Dans l'Attique, l'alimentation est peu variée, du moins dans
les classes inférieures de la société et chez les habitants des
campagnes. Du pain, des olives marinées dans du vinaigre,
des légumes, du fromage de brebis, telle est la composition de
la nourriture des paysans aisés. Rarement il s'y adjoint de la
viande de poulet ; une fois par an, le jour de Pâques, on mange
de la viande d'agneau, préparé à la *pallicare*, c'est-à-dire
bourré d'herbes aromatiques et cuit tout entier à la broche
devant un grand feu. Le plus souvent, la nourriture des gens
pauvres ne se compose que de galettes de maïs cuites sous la
cendre. L'eau est le plus souvent l'unique boisson des habitants des campagnes. Les personnes aisées boivent du vin ; en
Grèce, ce liquide, pour être conservé, est renfermé dans des
outres enduites de résine, d'où il résulte une saveur assez
désagréable. Les vins de Santorin et de Patras, les deux meil-
leurs crus de la Grèce, sont des vins estimés.

On fait encore usage, dans l'Attique, d'une boisson spéciale
appelée Raki, qu n'est autre chose qu'une infusion de certaines plantes aromatiques dans de l'eau-de-vie légère ; cette
liqueur se prend pure ou bien étendue d'eau ; dans ce dernier
cas, elle constitue une boisson rafraîchissante et légèrement
stimulante. La consommation du café est entrée dans les habitudes des Grecs presque aussi complétement que dans celles
des Arabes.

Avant de terminer ce qui a trait à l'alimentation, nous de-
vons mentionner une pratique singulière, que les Grecs ont
très-probablement empruntée aux Turcs et aux Arabes, c'est
celle de l'éructation qui est considérée comme un signe de

satisfaction à la suite d'un repas ; elle constitue une habitude dont un étranger ne saurait se scandaliser en Grèce et qu'il devrait considérer comme un acte de politesse à l'égard des hôtes de la maison.

§ III. — La ville la plus importante de l'Attique et en même temps de la Grèce, c'est Athènes, qui compte environ quarante-deux mille habitants ; le Pirée qui vient ensuite, n'a qu'une population de huit à neuf mille individus. En dehors de ces deux villes, on ne compte que de chétives bourgades, telles qu'Eleusis, Kiphissia, Marathon, etc., et de misérables hameaux où il serait impossible au voyageur de trouver un gîte.

Le Pirée moderne est une ville récente qui n'offre rien de particulier à noter. Comme tous les ports, elle présente une population multiple au milieu de laquelle il est facile de reconnaître les indigènes à leur costume bariolé. En sortant du Pirée par le côté ouest, on aperçoit bientôt la petite île de Kolouri, l'ancienne Salamine, avec ses montagnes arides et rocheuses. Le Pirée est situé près de la baie de Phalère, laquelle est bordée de marécages, et se trouve distant d'Athènes d'environ sept kilomètres. La route qui y conduit est assez belle ; elle traverse d'abord des landes stériles qui vont se confondre à droite avec les marais de Phalère ; bientôt on aperçoit quelques amandiers, puis on traverse un ruisseau qu'un enfant de quatre ans pourrait enjamber facilement, c'est le Céphise. On pénétre ensuite dans un bois d'oliviers et à la sortie on aperçoit Athènes que dominent les ruines qui s'élèvent sur le sommet de l'Acropole.

Athènes est bâtie à peu près au centre d'une plaine, entre le Céphise et l'Illissus, au pied du mont Lycabette et du rocher de l'Acropole. L'emplacement de la ville moderne ne correspond pas exactement à celui de l'ancienne Athènes qui s'étendait au sud, sur les rives de l'Illissus, sur les collines de l'Aréopage, du Pnyx, des Nymphes, etc.

Athènes est une ville construite dans le style oriental. La plupart de ses maisons, en beau marbre pentélique, sont peu élevées en général et surmontées de terrasses. Une partie de la ville, celle qui avoisine le palais du roi est propre et assez

belle; on y trouve de belles places, des rues larges, droites et
bien percées. Les deux principales de ces rues sont la rue
d'Hermès et la rue d'Eole, perpendiculaires l'une à l'autre,
et auxquelles viennent aboutir un grand nombre de rues se-
condaires. Ces deux rues sont bordées de magasins et de cafés;
les maisons y sont construites avec élégance: c'est là le quartier
aristocratique d'Athènes. Mais, si l'on descend au fond de la
ville, dans cette partie qui avoisine l'Acropole et près de
laquelle se tient le bazar, on ne trouve plus que des ruelles
étroites, boueuses couvertes d'immondices. sans pavé et bordées de maisons étroites, présentant à peine quelques ouver-
tures. Si on pénétre dans l'intérieur de ces habitations, on se
trouve en présence de la misère la plus grande ; des enfants
presque nus, des femmes couvertes de haillons, sont d'abord
ce qui frappe les regards. Il n'y a point de meubles, ni tables,
ni chaises: on s'asseoit et on mange par terre. Les habitants de
ces tristes demeures sont repoussants de malpropreté ; la
vermine leur ronge le corps; ils couchent par terre pêle-mêle,
hommes, femmes, enfants, tout habillés, enveloppés de mauvaises couvertures en hiver, étendus sur des nattes d'osier
en été. — Ce quartier de la ville est le plus populeux ; près
de là, se tient le bazar, l'endroit le plus fréquenté et le plus
animé d'Athènes, toujours encombré de nombreux marchands
et de citoyens de tout rang et de toutes conditions qui viennent eux-mêmes faire leurs provisions.

Athènes possède quelques belles places, entre autres celle
du Palais du Roi, vaste rectangle bordé de cactus et planté
d'acacias et de sycomores. De cette place part la rue d'Eole,
qui aboutit à une route poudreuse, laquelle se rend au vil-
lage de Patissia, charmante petite localité et but ordinaire de
promenade des Athéniens de toutes conditions.

Au nord-est de la ville, s'élève le Lycabette, rocher escarpé,
du haut duquel la vue embrasse une grande partie de l'Attique. D'abord Athènes, l'Acropole, le Pirée, la baie de Phalère,
Egine, Salamine ; plus loin, vers le nord-est, on aperçoit le
Pentélique, des flancs duquel on a tiré le marbre des monu-
ments de l'ancienne Athènes et d'où l'on en tire encore pour
l'édification de la ville moderne ; au sud-est, le regard est

borné par l'Hymette, dont les pentes arides sont couvertes de plantes aromatiques et nourrissent encore les abeilles qui l'ont rendu si célèbre dans l'antiquité.

Au pied du mont Lycabette, s'élève un magnifique édifice. fondé par souscription, c'est l'Université, qui compte environ six cents étudiants ; on y trouve des collections d'histoire naturelle, d'anatomie, mais surtout une collection géologique curieuse à visiter. Derrière l'Université, se tient l'hôpital civil qui compte environ quatre-vingts lits dont dix seulement pour les femmes. Il est bâti dans une excellente situation, protégé par le Lycabette et entouré de magnifiques plantations. Il est divisé en trois services : deux pour la médecine et un pour la chirurgie. Les salles ne contiennent pas plus de dix lits chacune ; elles sont parfaitement aérées et les malades s'y trouvent placés dans de bonnes conditions hygiéniques. En dehors de l'hôpital civil, on trouve encore à Athènes un hôpital militaire, et deux autres hôpitaux spéciaux, l'un pour les maladies vénériennes et l'autre pour les maladies des yeux. Ce dernier est une jolie petite construction, élevée par souscription, et bâtie dans le style byzantin ; il peut contenir une trentaine de malades environ.

A Athènes, il existe un jardin botanique parfaitement installé sur la route de Patissia ; on y voit aussi plusieurs musées. Le plus intéressant sans contredit est celui du temple de Thésée ; là se trouvent réunis des chefs-d'œuvre de sculpture qui démontrent que les artistes grecs avaient une parfaite connaissance des formes anatomiques extérieures du corps humain. Parmi ces sculptures, on remarque particulièrement des statues d'Apollon, de Mercure, de Bacchus, etc., un bas-relief représentant Esculape tout jeune, ayant auprès de lui un cheval et un serpent, un autre bas-relief à trois personnages : c'est Triptolème recevant le blé des mains de Cérès en présence de Proserpine, etc. Toutes ces productions qui appartiennent à diverses époques de l'art grec, excitent vivement l'intérêt et l'admiration.

IV. Les auteurs anciens, Aristophane entre autres, nous ont appris que les Grecs avaient l'habitude de se réunir tous les jours dans les boutiques des parfumeurs, des orfèvres, des barbiers, etc., et que là ils discutaient avec bruit les intérêts de l'Etat et les réformes à introduire dans leur organisation politique. Sous ce rapport, les Grecs d'aujourd'hui n'ont rien changé aux pratiques de leurs pères. Une de leurs plus grandes distractions, en effet, réside dans les discussions politiques, et c'est dans la boutique de l'épicier, du barbier ou du pharmacien, mais surtout dans les cafés qu'ils se réunissent pour se livrer à leurs conversations. « C'est là, dit M. About, que les citoyens, assis devant les cafés, ou debout au milieu de la chaussée, agitent les questions de paix ou de guerre et remanient, en fumant des cigarettes, la carte d'Europe. Tandis que les hommes d'Etat professent en plein air, les bourgeois font retentir de leurs discussions la boutique de l'épicier, du barbier ou du pharmacien. Ces trois sortes d'établissements sont des salons de conversation à l'usage du peuple. Le pharmacien réunit surtout les gens établis et l'élite de la bourgeoisie. »

Les Grecs aiment beaucoup la promenade ; c'est encore là une vieille coutume dont l'origine remonte à une époque fort reculée. Autrefois, en effet, dans les intervalles de la journée, surtout le matin avant midi et le soir avant le souper, on se rendait en foule soit sur les bords de l'Illissus, pour y jouir de la pureté de l'air, soit sur la place publique, l'endroit le plus fréquenté de la ville, pour s'y entretenir des nouvelles du jour ou des affaires de la République. Il en est encore ainsi aujourd'hui ; matin et soir, mais surtout le soir, de nombreux promeneurs encombrent la place du Palais du Roi. Maintes fois alors nous avons vu un orateur improvisé se placer sur un des bancs de la place et s'adresser à la foule pour approuver ou blâmer un ministre, pour discuter soit un projet de loi, soit un article de la Constitution. Quelquefois ses paroles étaient accueillies par des huées et des sifflets ; souvent son discours était applaudi ; mais jamais, ce qui nous a surpris, nous n'avons vu le moindre désordre résulter de ces discussions en plein vent qui se renouvellent tous les jours. Si nous voulions passer en revue toutes les habitudes des Grecs modernes, il nous serait facile d'établir, comme nous venons de le faire, qu'il existe la plus grande analogie entre la plupart d'entre elles et celles des Grecs anciens.

Il résulterait de ce parallèle, ce qui est une vérité historique bien démontrée, que les invasions et la servitude peuvent bien modifier les habitudes extérieures d'un peuple, mais qu'elles sont impuissantes à détruire ce qui constitue pour ainsi dire son autonomie physiologique, c'est-à-dire son caractère, ses mœurs naturelles, ses tendances intellectuelles.

Nous avons dit précédemment que l'usage du café était général dans l'Attique : aussi le nombre des établissements où l'on consomme cette liqueur est-il considérable à Athènes. Le plus souvent on prépare cette boisson à la manière des Turcs, c'est-à-dire que le café réduit en poudre et mélangé à du sucre est mis avec l'eau dans une bouilloire et rapidement porté à l'ébullition : on le verse ensuite dans les tasses. La consommation du tabac accompagne presque toujours celle du café; les Grecs fument la cigarette ou le narghilé, espèce de pipe turque, composée d'une carafe pleine d'eau, d'une monture en cuivre supportant le fourneau et d'un long tuyau flexible terminé par une embouchure. — Les autres consommations les plus usitées dans les cafés d'Athènes consistent, outre le Raki dont nous avons déjà parlé, en un verre de mastic, espèce d'anisette, contenant en suspension une substance résineuse qui se précipite sous forme d'un nuage blanc lorsqu'on la mélange avec de l'eau. On peut se faire servir un verre d'eau sucrée avec une cuillerée de confiture de cerise, un morceau de *leukoum*, pâte blanchâtre, édulcorée d'essence de roses, un verre de limonade au citron.

L'eau que l'on boit à Athènes est fade et d'une digestion difficile; mais, pendant les grandes chaleurs, les sources tarissent complétement dans la ville et aux environs, et l'on est obligé d'aller souvent fort loin chercher l'eau nécessaire à la consommation des habitants. Cette eau est transportée dans des outres qui ont contenu du vin et qui ont été préalablement enduites de résine; il en résulte que ce liquide conserve une saveur fort désagréable et à laquelle on a bien de la peine à s'habituer. Dans l'antiquité, il existait sur les bords de l'Illissus, près d'Athènes, une fontaine célèbre, la fontaine Callirhoë, qui fournissait une eau pure et limpide, exclusivement consacrée au service de la déesse de la Sagesse, protec-

trice de la cité. Ce n'est plus aujourd'hui qu'une mare boueuse
d'où s'exhalent des odeurs nauséabondes.

Nous avons dit un mot de la misère du bas peuple d'A-
thènes : c'est une misère excessive et un dénûment absolu.
— Dans les campagnes, les maisons des paysans sont de misérables huttes en pierre n'ayan qu'une ... e sous ch...née,
sans cave sous-jacente, et où s'entassent, pêle-mêle, le soir,
hommes, femmes, enfants et animaux domestiques. « L'intérieur, dit madame de Gasparin, ressemble à une écurie ; les
vêtements déchirés ouverts ...aches, y pendent à des clous ;
chaque trou de la muraille donne asile à de vieilles hardes
mêlées avec des épis de maïs, des morceaux de fromage rance,
des clous rouillés ou des bouteilles cassées. Au milieu de tout
cela, des raisins, des sacs de froment, des tonneaux d'huile.
Il n'y a pas de cheminée, la fumée va où elle peut. D'usten-
siles, point : quelques vases pour faire bouillir de l'eau, quelques pots de terre pour la tenir fraîche, une planche à pétrir,
deux ou trois tonnelets, cinq ou six morceaux de fer aplatis
en forme de pelle, recourbés en forme de pincettes ; une table
ronde, haute de huit pouces, quelquefois une planche fixée
sur deux pieds en guise d'escabeau : voilà le mobilier. Les
femmes n'ont pas de ménage à tenir ; elles ignorent les premiers principes d'ordre et de propreté ; jamais un balai dans
les mains, rarement une aiguille, plus rarement un morceau
de savon. Les plus habiles savent tisser des manteaux ou des
tuniques, tourner le fuseau et broder patiemment les orne-
ments de leurs vêtements ». Cette description n'a rien d'exa-
géré, elle est l'expression exacte de la situation des paysans
de l'Attique, aussi bien de ceux qui habitent aux portes d'A-
thènes, comme à Colonne, à Eleusis, que de ceux qui se
trouvent à Marathon ou au voisinage du cap Sunium.

L'Attique, malgré la beauté de son climat, est une contrée
peu salubre ; Athènes et ses environs surtout sont malsains.
Située au fond d'une vallée, entourée de tous côtés par les
montagnes, la capitale de la Grèce se trouve à l'abri des vents
du nord-est qui pourraient assainir la contrée et des brises
de la mer qui, par leur fraîcheur, viennent tempérer les chaleurs du soleil. Les maladies qui dominent dans l'Attique sont

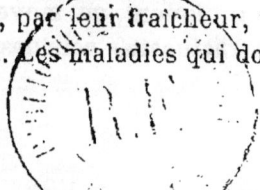

celles que l'on rencontre dans presque tous les climats chauds,
dans le nord de l'Afrique, par exemple; nous allons les passer
brièvement en revue.

A. *Fièvres paludéennes.* — De toutes les maladies que l'on
peut observer dans l'Attique, la plus commune sans contredit
est la fièvre paludéenne, qui y régnait déjà du temps d'Hippocrate. « La Grèce antique et la Grèce moderne, a dit M. Littré,
sont à vingt-deux siècles de distance affligées par les mêmes
fièvres, ce qui prouve que les conditions climatologiques n'ont
pas sensiblement changé. Les fièvres décrites par Hippocrate,
dans *les épidémies*, offrent la plus grande similitude avec celles
des pays chauds. C'est toujours l'influence paludéenne qui
domine. » La fièvre intermittente est en effet fréquente au
Pirée, à Eleusis, au voisinage du Cap Sunium, à Marathon et
dans la campagne d'Athènes; mais elle règne d'une façon endémique dans toute l'Attique.

Au premier abord, et en examinant d'une façon superficielle
le sol de cette contrée, on reste surpris de l'existence de cette
affection et surtout de sa fréquence; car, à part les marais de
Marathon et ceux qui avoisinent la baie de Phalère, on n'a-
perçoit ni lacs, ni étangs, ni plaines marécageuses pour en
expliquer la production. Partout, au contraire, on ne voit
qu'un sol nu, sec, aride et poudreux. Quelle peut donc être
la cause de ces fièvres intermittentes? Nous avons dit précédemment que le sol de l'Attique était presque complètement
dépourvu de terre végétale, résultat du déboisement des montagnes. Ce sol est constitué par un terrain calcaire, éminem-
ment perméable et permettant ainsi facilement aux eaux plu-
viales et aux eaux de source de s'infiltrer dans la terre. Mais
à une certaine profondeur de la surface du sol, à 1 m. 50 c. ou
2 mètres environ, se trouve une nouvelle couche de terrain
argileux, lequel offre aux liquides infiltrés une barrière in-
franchissable. Il résulte, en effet, des fouilles qui ont été faites
en différents points aux environs d'Athènes, qu'à quelques
mètres de profondeur se trouvent de vastes anfractuosités
creusées par les eaux et communiquant, au moyen de con-
duits naturels, avec d'autres anfractuosités voisines reconnais-

sant le même point de départ. Au-dessous du lit du Céphise et de l'Illissus, qui sont à sec pendant une grande partie de l'année, se trouve un second lit où gît une eau croupissante contenant en décomposition des débris de matières végétales qu'elle a entraînés avec elle. Ces eaux, ainsi disposées en nappe souterraine, laissent au moment des grandes chaleurs de l'été s'exhaler des torrents d'effluves marécageux, lesquels s'échappent de la surface du sol, en vertu de la grande perméabilité des couches superficielles, et vont porter dans l'atmosphère leurs germes morbides.

C'est au mois de mai, au moment où la température s'élève considérablement et où le thermomètre marque de 28° à 30° en moyenne, que commencent à se montrer les fièvres intermittentes. Elles se multiplient pendant les mois de juin, de juillet, d'août, où elles atteignent leur maximum d'intensité; à partir de cette époque, elles diminuent et deviennent ensuite de plus en plus rares pendant l'hiver.

Il y aurait bien des moyens prophylactiques à employer pour prévenir les désastreux effets de l'influence paludéenne. Pour arriver à ce résultat, il serait d'abord nécessaire de nettoyer les lits souterrains de l'Illissus et du Céphise, et il suffirait ensuite de creuser une canalisation convenable qui pourrait permettre aux eaux de trouver un écoulement facile. Mais dans un pays comme la Grèce, qui ne vient pour ainsi dire que de naître, qui malgré ses efforts a encore tant de progrès à réaliser, il faudra attendre encore longtemps avant qu'il puisse arriver à un pareil résultat.

Suivant le Dr Villette, qui a été chargé de la direction du service de santé de l'escadre et du corps d'occupation pendant les années 1855 et 1856, les accès pernicieux seraient tellement rares que dans un séjour de quatre ans, sur un chiffre annuel de plus de mille malades, ce médecin n'en aurait observé que trois cas, dont aucun n'a été suivi de mort. Cette opinion du Dr Villette, relativement à la rareté de la fièvre pernicieuse, paludéenne, dans l'Attique, n'est point confirmée par le Dr Prétendérès-Typaldos. Au contraire, dans une note inédite qu'il a bien voulu nous adresser, ce médecin distingué considère la fièvre pernicieuse comme fréquente et

grave à Athènes, et susceptible de revêtir des formes mul-
tiples.

Le type le plus ordinaire de la fièvre intermittente est le
type quotidien ; vient ensuite le type tierce qui ne se développe en général qu'après plusieurs récidives de la fièvre
quotidienne. On observe ensuite par ordre de fréquence la
double tierce, la double quotidienne, a quarte, les fièvres
pernicieuses avec leurs diverses variétés, les fièvres larvées,
les fièvres rémittentes compliquées ou non de quelque affection
gastro-intestinale ou hépatique.

Parmi les manifestations de l'intoxication palustre que l'on
observe dans l'Attique, il en est une des plus curieuses et des
plus intéressantes, caractérisée par un appareil symptomatique spécial qui lui a fait donner, par le D Prétendérès, le
nom de typhus des marais ou de typhus à quinquina. Dans
ce cas, le malade se présente avec une fièvre continue, sur-
venue soit d'emblée, soit consécutivement à plusieurs accès
intermittents ; mais que la fièvre ait été dès le début continue
ou non. elle a pour caractères essentiels de présenter des
exacerbations périodiques et d'être accompagnée d'un ensemble de symptômes particuliers. La peau offre un aspect
terreux, foncé, très-accentué, qui, suivant le D Prétendérès,
est tout à fait caractéristique. Souvent, dès le début, on note
une tendance marquée aux congestions ; il survient une
prostration rapide des forces, du délire, de la somnolence, un
état comateux : des hémorrhagies se produisent ; on observe
des épistaxis, souvent des pétéchies ; en un mot, tous les
symptômes d'un état typhoïde grave.

Dans ces cas, à part les congestions hypostatiques des viscères, à part la coloration foncée mélanémique des organes pa-
renchymateux et l'engorgement avec aspect lie de vin de la
rate, on ne trouve rien de caractéristique à l'examen nécros-
copique. Ce qui est constant, et le docteur Prétendérès insiste
sur ce fait, c'est l'absence des altérations des plaques de Peyer
et des ganglions mésentériques, caractères anatomiques essentiels de la fièvre typhoïde.

La marche de la maladie est rapidement ascendante, et souvent en quelques jours elle peut se terminer par la mort, si un

traitement efficace n'intervient dès le début. Le diagnostic est
en général facile : la nature épidémique, ou plutôt endémo-
épidémique de la maladie, et surtout l'aspect sale, terreux, que
présentent les individus qui en sont atteints, et qui est caractéristique pour le médecin qui a déjà eu occasion d'en observer des exemples, ne permettent guère de commettre d'erreur.
La constatation de l'état de la rate n'a pas ici une bien grande
importance, car, dans l'Attique, il est bien peu de personnes
qui n'aient offert antérieurement des accès de fièvre intermittente, et, par conséquent, qui ne présentent une rate hyper-
trophiée.

Si la maladie est abandonnée à elle-même, et si la mort ne
survient pas rapidement, ce qui est rare, elle suit une marche
continue jusqu'à la convalescence ; le plus souvent, avant d'arriver à ce moment, un accès pernicieux survient et emporte
le malade.

La convalescence est toujours longue et pénible, et pendant
longtemps les malades conservent le cachet de l'intoxication
paludéenne. Cette convalescence est souvent interrompue par
l'apparition d'accès intermittents, pouvant revêtir quelquefois
le caractère pernicieux.

Le seul médicament vraiment efficace dans cette affection,
— c'est le sulfate de quinine. Il doit être administré dès le
début, à la dose de 2 grammes le premier jour, et continué les
jours suivants à la dose de 1 gr. 50 cent. ou 1 gr. 25 cent.
Une indication importante à remplir, en même temps, consiste
à soutenir les forces des malades au moyen du vin, du quinquina, et d'un régime approprié.

Pendant notre séjour à Athènes, nous avons eu occasion de
voir, à l'hôpital de cette ville, plusieurs exemples de cette ma-
nifestation de l'intoxication palustre, que nous venons de dé-
crire sommairement. Il nous a été donné également d'observer le curieux fait qui suit provoqué aussi par l'influence
paludéenne. Il s'agit d'un pope qui était depuis longtemps
sujet à des accès de fièvre intermittente. Bien que vaquant
chaque jour à ses occupations, il ressentait cependant tous les
deux jours un léger frisson, suivi d'un sentiment de lassitude
générale, mais qui ne l'obligeait pas à garder le repos. Un ma-

tin, il se leva pour aller accomplir une cérémonie religieuse : au milieu de la cérémonie, il perdit subitement connaissance et fut transporté à l'hôpital. En revenant à lui, il avait perdu l'usage de la parole, tout en conservant son intelligence intacte. Lorsqu'on l'interrogeait, il répondait par signes. Les antécédents du malade étaient connus ; le sulfate de quinine fut administré et l'on vit sous son influence, céder comme par enchantement, cette aphasie passagère. C'est ici le cas de citer l'adage bien connu : *Naturam morborum curationes ostendunt.*

Dans ces fièvres intermittentes, ce n'est pas seulement vers la rate, ainsi que le démontre le fait qui précède, mais encore vers les autres viscères que se manifestent des congestions ; on peut en observer du côté du foie, du poumon, du cerveau et des reins. Nous avons vu, à l'hôpital d'Athènes, un exemple remarquable de congestion rénale chez un jeune homme de 17 ans, atteint depuis plusieurs années de fièvre intermittente, et présentant au plus haut degré l'aspect cachectique de l'intoxication palustre. Peu de jours avant notre visite, il présentait encore tous les deux jours un léger frisson. Il avait de l'œdème des membres inférieurs ; sa face était bouffie, son ventre était gonflé, et ses urines contenaient une notable quantité d'albumine. Sa vue n'était pas altérée ; cependant à l'ophthalmoscope, on apercevait dans le fond de l'œil gauche, les vaisseaux hypérémiés, et présentant comme de légères dilatations ampullaires. — Ce malade, après avoir pris du sulfate de quinine, était soumis à un traitement tonique, fer, quinquina, bains sulfureux.

B. *Affections typhoïdes.* — Suivant le docteur Villette, la fièvre typhoïde serait fréquente dans l'Attique, et affecterait le plus souvent la forme ataxo-adynamique. D'après ce médecin, elle se compliquerait aussi plus fréquemment qu'en France, de pétéchies, de gangrène et d'hémorrhagies intestinales et buccales. Les opinions émises par le médecin que nous venons de nommer, sont en complet désaccord avec les renseignements qui nous ont été fournis par le Dr Prétendérès. D'après cet habile observateur, la fièvre typhoïde serait sinon inconnue, du moins fort rare en Grèce. « Chez nous, dit le

docteur Prétendérès, l'entéro-mésentérite typhoïde est extrê-
mement rare. Depuis plus de vingt ans que j'exerce la médecine à Athènes, je n'ai pas eu occasion de voir cette maladie,
avec ses lésions anatomiques, plus de cinq ou six fois. » (*Note
inédite*). Sans nul doute, l'affection à forme typhoïde, décrite
par le docteur Villette, se rapporte au typhus des marais avec
lequel la fièvre typhoïde, ainsi que l'on peut s'en convaincre,
par la description que nous avons donnée précédemment,
offre la plus grande analogie symptomatique.

Quant au véritable typhus, typhus des camps, il sévit quelquefois en Grèce, sous forme épidémique; on l'observe aussi,
sous forme sporadique, en ville et à l'hôpital, chez des individus sortis des prisons. On le voit également sévir quelquefois dans certaines prisons de l'Etat, lorsqu'il y a encombre-
ment. — Au commencement de 1869, quelques mois après que
nous eûmes quitté la Grèce, il se déclara dans l'Attique une
épidémie de typhus assez meurtrière, qui décima les malheu-
reux réfugiés Crétois que l'on avait entassés dans les églises
et les monastères. — Cette maladie ne présente pas en Grèce
de phénomènes qui lui soient particuliers.

C. *Affections de l'appareil digestif*. — Bien que l'Attique
n'appartienne pas aux pays chauds proprement dits, les affections du foie y sont fréquentes. D'une part, les fièvres intermittentes s'accompagnent assez souvent d'accidents bilieux,
déjà signalés par Hippocrate, et qui sont caractérisés par des
vomissements et une teinte ictérique intense de la peau ; ces
accidents se manifestent principalement en octobre et en septembre. D'autre part, indépendamment de ces accidents hé-
patiques liés à la fièvre palustre, il n'est pas rare d'observer
des congestions du foie et même l'hépatite, qui peut se terminer par suppuration, ainsi que le docteur Prétendérès l'a
observé plusieurs fois. L'ictère simple, sans complication,
uniquement sous la dépendance d'un catarrhe des voies bi-
liaires est très-commun en automne. En dehors des affections
qui précèdent, le docteur Prétenderès a eu occasion d'observer
trois cas de dégénérescence graisseuse du foie, qu'il considère
comme primitive, car il ne lui a pas été possible de trouver

une circonstance étiologique quelconque pour en expliquer la production. Ces trois faits se trouvent relatés dans les mémoires de la Société médicale d'Athènes. — Quant à la dysentérie, on l'observe souvent pendant les grandes chaleurs, mais cette affection ne revêt ordinairement que des symptômes peu graves et se termine presque toujours par la guérison.

D. *Affections des organes respiratoires*. — Dans ce beau pays de l'Attique, malgré un ciel presque aussi pur que celui de l'Italie, malgré la présence des fièvres palustres, et contrairement à l'opinion de Boudin, la tuberculisation n'est pas rare. Comme partout, la forme qu'elle revêt le plus ordinairement est la phthisie pulmonaire ; mais on rencontre rarement la forme chronique et presque toujours les malades succombent à l'état aigu. L'affection suit son évolution rapidement et dans un temps relativement court ; en un mot, c'est la phthisie galopante que l'on observe.

Une cause occasionnelle du développement de cette terrible maladie réside sans contredit dans le défaut de transition que l'on observe entre les saisons et dans les changements brusques de température qui se manifestent, non-seulement à quelques jours d'intervalle, mais encore dans un même jour. Si la phthisie pulmonaire n'est pas plus fréquente dans l'Attique, cela tient incontestablement à la bonne constitution générale des habitants, à leur sobriété, au souci qu'ils prennent de leur santé, et surtout au soin avec lequel ils évitent de s'allier aux familles entachées de ce vice héréditaire, car la présence d'un phthisique dans une famille est considérée comme une honte et on cherche par tous les moyens à la dissimuler.

Dans un pays où les variations brusques de température sont si fréquentes, les affections aiguës des organes respiratoires ne doivent pas manquer. C'est, en effet, ce qui existe : les laryngites sont communes ; le croup et l'angine couenneuse sont rares, il est vrai, mais la pleurésie et la pneumonie s'observent chaque jour à Athènes, principalement en février et en mars. Ces dernières affections, et en particulier la pneumonie, se développent le plus souvent chez des individus anémiés par les fièvres, auquel cas le docteur Prétendérès donne volontiers des toniques, du quinquina, du vin, pour toute médication. Dans ces cas, la maladie se présente avec des symptômes généraux latents, pour ainsi dire, sans réaction intense, sans autres signes bien accentués que ceux qui sont fournis par l'auscultation et la percussion. D'autres fois, au contraire, la maladie revêt le caractère franchement inflammatoire, mais cela arrive rarement à Athènes et s'observe plutôt dans les îles, où alors la médication antiphlogistique doit être pratiquée avec vigueur.

E. *Affections nerveuses*. — Les maladies du système nerveux sont rares à Athènes ; on y rencontre très-rarement l'épilepsie ; mais cela tient peut-être au soin avec lequel les familles dissimulent, comme pour la phthisie pulmonaire, l'existence de cette redoutable névrose. L'hystérie paraît être assez fréquente chez les femmes. Les maladies mentales sont peu communes.

F. *Affections de la peau*. — Les maladies de la peau que l'on trouve dans l'Attique, sont celles que l'on rencontre généralement dans tous les pays : mais, en dehors de ces dernières, on peut observer quelques cas de lèpre. Il résulte d'une statistique faite en 1851, que le nombre des lépreux s'élevait alors en Grèce, au chiffre de 350 (Rigler). Nous n'avons pas constaté nous-mêmes la présence de la lèpre dans l'Attique, mais il nous a été affirmé que l'on peut en rencontrer quelques exemples (Stékoulis).

Il est une affection dont nous avons eu occasion d'observer un cas à Athènes, affection qui n'est pas spéciale à la Grèce, où elle est rare au contraire, et que l'on voit bien plus fréquemment en Asie Mineure, où elle est endémique : c'est le bouton d'Alep. Cette singulière maladie existait chez un homme d'une quarantaine d'années environ et siégeait à la région latérale droite du cou. Elle était arrivée à sa seconde période et se présentait sous l'aspect d'une croûte d'une largeur d'une pièce de un franc, sèche, fendillée ; en certains points la croûte était détachée et en la soulevant, on voyait au-dessous une

surface lisse, rouge, à bords irréguliers, un peu anfractueux.
Tout le pourtour de cette croûte dans une étendue de un
centim. 1/2 environ était complétement insensible, et à mesure
que l'on approchait des téguments sains la sensibilité revenait petit à petit par gradation, mais non d'une façon brusque,
sans transition.

Cette insensibilité spéciale de la peau est un des caractères
les plus remarquables du bouton d'Alep. Pendant notre séjour
à Beyrouth, M. le Dr Sucquet, médecin sanitaire de France,
qui a étudié avec soin cette singulière maladie, a appelé
d'une façon particulière notre attention sur ce caractère qu'il
considère comme pathognomonique et comme établissant une
grande analogie entre la lèpre et le bouton d'Alep, à tel point
qu'il considère cette dernière affection comme une *lèpre loca-
lisée*.

Le bouton d'Alep a été attribué à l'usage des eaux du Koïq
qui coule près d'Alep, à l'alcalinité des eaux de ce fleuve,
mais cette cause est loin d'être établie, car la maladie se développe chez des personnes qui n'ont jamais fait usage de ces
eaux, qui n'ont même jamais séjourné dans la province d'Alep.
On en rencontre en effet des exemples en Grèce, en Egypte,
mais surtout en Syrie. M. Sucquet nous dit avoir eu occasion
d'en observer un exemple quelques semaines avant notre
arrivée à Beyrouth chez une jeune Anglaise qui revenait des
Indes.

La marche du bouton d'Alep est fatale; sa durée est de
douze mois environ; rien ne peut en modifier le développement; il suit graduellement ses périodes successives et la
meilleure thérapeutique consiste à ne faire absolument rien.
La cicatrice tombe et laisse à nu une surface sèche, rougeâtre,
cicatricielle, ressemblant à celle qui succède à une brûlure.
La sensibilité ne se rétablit jamais que d'une façon très-
incomplète et toujours très-lentement.

G. *Affections vénériennes*. — Les maladies vénériennes sont
fréquentes au Pirée comme du reste dans tous les ports; mais
à Athènes, elles sont rares et même très-rares. Nous avons dit

précédemment que les Grecs avaient des mœurs chastes ; cette circonstance explique suffisamment la rareté des affections vénériennes chez les habitants de l'Attique.

Nous avons visité à Athènes l'hôpital syphilitique. Le Dr Balanos, qui en est le médecin, nous a fait visiter cet établissement qui est exclusivement réservé aux femmes prostituées grecques atteintes de maladies vénériennes : presque toutes ces femmes, d'origine grecque ou albanaise, viennent du Pirée, car à Athènes il n'y a pas, à proprement parler, de maisons de prostitution. Les unes étaient atteintes de blennorrhagie, d'autres d'érosions chancreuses à la vulve ; le plus grand nombre présentaient des plaques muqueuses. Une femme en avait une sur les parois du vagin ; une autre en portait une au niveau de l'ombilic. Beaucoup de ces malades présentaient des ulcérations du col utérin et offraient des signes de métrite chronique, col gros, volumineux, ulcéré, sécrétion abondante de mucus utérin, etc.

Parmi toutes ces femmes, au nombre de vingt environ, l'une attira particulièrement notre attention. C'était une jeune grecque de dix-huit ans, pâle, un peu anémique, n'ayant jamais été enceinte, n'ayant même jamais été réglée, et qui offrait une conformation particulière des organes génitaux que M. Balanos nous engagea à examiner. La vulve au premier aspect ne présentait rien d'anormal ; mais si on écartait les grandes lèvres, on remarquait un grand nombre de plis médians dont l'ensemble donnait l'apparence d'un *S* italique. C'était l'extrémité d'une division diaphragmatique du vagin, division antéro-postérieure et longitudinale de haut en bas. Cette division se continuait sans interruption jusqu'au niveau du col de la matrice et là, en introduisant le doigt dans chaque vagin, on rencontrait deux cols indépendants, parfaitement distincts et munis chacun d'un orifice. — Ce fait nous intéressa d'autant plus que déjà en 1865, nous avions eu occasion d'observer un cas analogue, dans le service de M. Gallard, à l'hôpital de la Pitié.

H. *Affections oculaires*. — Nous avons visité avec intérêt à Athènes, l'hôpital ophthalmologique à la tête duquel se trouve un oculiste distingué, le Dr Anagnostakis. C'est un joli petit édifice construit depuis peu d'années, grâce à la libéralité de quelques riches particuliers d'Athènes et que le Dr Anagnostakis a fait élever d'après ses indications. Au rez-de-chaussée se trouvent le cabinet des chirurgiens, la salle d'attente pour les malades, le cabinet de consultations, le logement de l'interne, la pharmacie, etc. Le premier étage est exclusivement consacré aux malades et se trouve divisé en quatre salles ayant chacune leur destination spéciale : l'une pour les malades opérés de cataracte, une deuxième pour ceux qui sont atteints d'affections oculaires avec photophobie, une troisième pour les ophthalmies purulentes, et la quatrième pour les autres maladies de l'œil. Des couloirs, où la lumière du jour arrive ménagée avec intelligence, pouvant être augmentée ou diminuée à volonté, séparent ces pièces les unes des autres. Dans ce petit établissement, qui ne renferme pas plus d'une trentaine de lits, tout est parfaitement organisé, tout y est propre et bien tenu.

Nous avons assisté plusieurs fois aux consultations du Dr Anagnostakis et nous avons eu occasion d'y voir toute la série des diverses affections des yeux, et d'abord un grand nombre de cataractes, car c'est de tous les points de la Grèce qu'il vient des malades se faire opérer à Athènes. M. Anagnostakis les opère souvent par la méthode de de Grœfe, dont il est l'élève ; mais il n'est pas exclusif, car il emploie aussi volontiers la méthode à lambeau supérieur. Si la première offre plus de chances de réussite, me disait ce savant oculiste, si les soins qu'elle réclame ensuite doivent être moins assidus, bien que quelquefois il se développe des ophthalmies consécutives, en revanche, la guérison une fois obtenue, la vision se trouve moins parfaite, la cicatrice cornéenne formant tache et obstruant les rayons lumineux. Cet inconvénient n'a pas lieu par la méthode à lambeau supérieur, et si l'opération est bien faite, le malade ne conserve aucune tache cicatricielle apparente et la lumière peut, sans encombre, aller agir sur la rétine.

Nous avons vu ensuite successivement un grand nombre d'autres maladies de l'œil qui n'avaient rien de particulier à la Grèce et sur lesquels nous ne nous arrêterons pas. Nous dirons seulement un mot des moyens de traitement employés par le docteur Anagnostakis contre quelques-unes d'entre elles. — Contre l'ophthalmie phlycténulaire, au lieu d'employer le calomel en insufflation, le docteur Anagnostakis se sert de la pommade suivante :

Précipité jaune,	15 centigrammes.
Cold-cream,	3 grammes.

qu'à l'aide d'un pinceau, il étale rapidement sur la conjonctive. Il emploie également cette pommade contre les ulcérations de la cornée, les taches de cette membrane, albugo, néphélion, et nous dit en avoir souvent retiré d'excellents résultats. Il considère son efficacité comme bien supérieure à celle du calomel dans ces derniers cas.

Dans la blépharite ciliaire, il cherche à rompre les vésicules glandulaires qui retiennent l'humeur sébacée et, pour arriver à ce résultat, il arrache un certain nombre de cils le long de chaque paupière.

Contre les granulations de la conjonctive, si elles sont peu considérables, il se borne à une cautérisation avec le crayon de sulfate de cuivre. Si elles sont volumineuses, il a recours à un crayon composé de 1 partie de nitrate d'argent et de 2 parties d'alun. Ce moyen lui a toujours permis d'obtenir une amélioration rapide et une guérison assez prompte.

CONCLUSIONS. — Nous venons d'essayer de faire un exposé sommaire de l'état hygiénique et médical de l'Attique, d'après ce que nous avons observé, et d'après les renseignements qui nous ont été obligeamment fournis par les médecins les plus recommandables de la Grèce, tels que les docteurs Prétendérès-Typaldos, Maccas, Anagnostakis, Balanos, Stékoulis.

De cet exposé, il résulte que les maladies que l'on rencontre le plus souvent dans l'Attique sont : la fièvre intermittente avec toutes les formes que nous avons énumérées, les congestions viscérales, la cachexie et les hydropisies qui en sont les con-

séquences, les affections aiguës de la poitrine, la pleurésie et
la pneumonie, les embarras des voies digestives, la dysentérie. — Il est difficile de dire d'un pays où la fièvre intermittente est endémique que ce pays est salubre. Cependant, malgré les mauvaises conditions au milieu desquelles vivent le
plus grand nombre des habitants de l'Attique, le chiffre de la
mortalité ne semblerait pas être très-élevé. Si l'on s'en rapporte en effet à une statistique publiée par le docteur Villette,
on trouve que cette mortalité ne dépasse pas le chiffre de 2
pour 100 pour une période de deux années, 1855 et 1856.

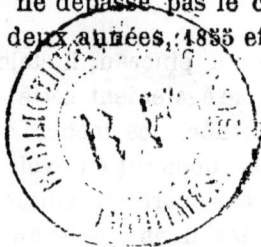

VERSAILLES. — CERF ET FILS, IMPRIMEURS, 59, RUE DUPLESSIS.

28

www.ingramcontent.com/pod-product-compliance
Lightning Source LLC
Chambersburg PA
CBHW071431200326
41520CB00014B/3650